ALLAITEMENT MATERNEL

DE LA MORTALITÉ DES NOUVEAU-NÉS

ET DU

SIROP DE GALÉGA

INVENTÉ PAR M. GILLET-DAMITTE

Officier de l'Instruction publique,
Lauréat de l'Agriculture et de la Société française d'Encouragement au bien.

PRÉPARÉ PAR M. CHEVRIER

Chevalier de la Légion d'honneur, etc., Pharmacien à Paris.

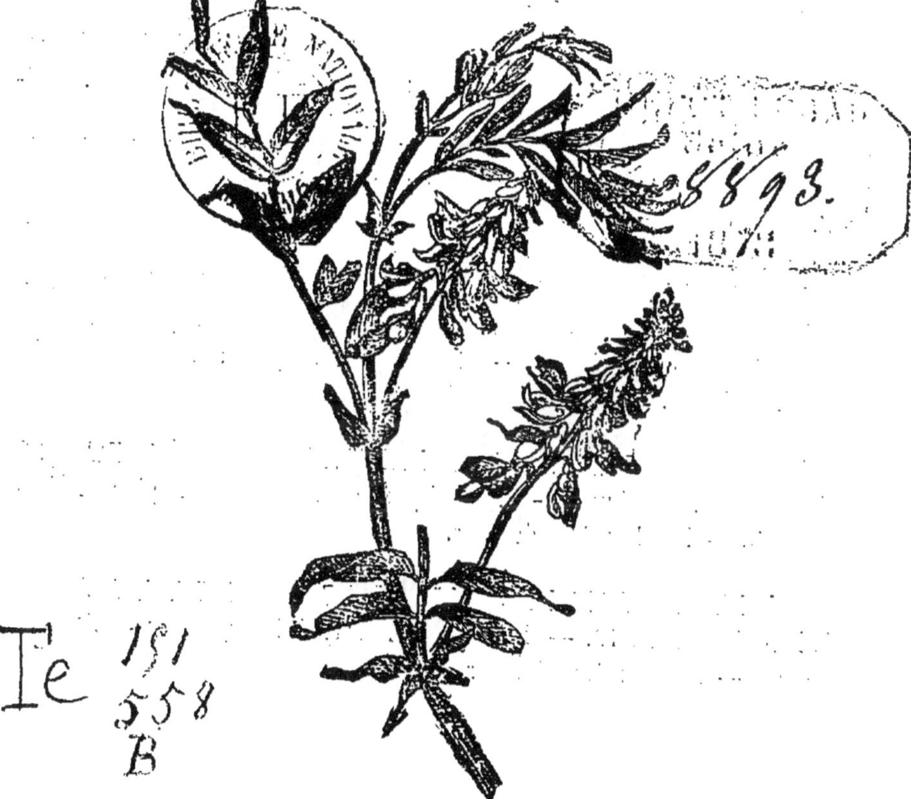

Le Galéga, d'après une aquarelle de M. Ch. Cabau,
Peintre à la manufacture de Sèvres.

A PARIS, PHARMACIE CHEVRIER
RUE DU FAUBOURG-MONTMARTRE, 21
1873

LE GALÉGA, *sa Culture, son Usage et son profit;* par M. GILLET-DAMITTE,

Officier de l'Instruction publique, — Officier de l'ordre impérial et militaire du Lion et du Soleil, de la Perse.— Chevalier de l'ordre royal des SS. Maurice et Lazare.—Chevalier-Commandeur de l'ordre équestre de Santa Rosa du Honduras. — Membre correspondant de l'Académie royale d'Agriculture de Florence. — Membre et Lauréat de plusieurs Sociétés savantes et agricoles. — Lauréat de la Société d'encouragement au bien.

1 vol. in-12, 2e édition, prix : 1 fr. 25. Envoyé franco par la poste. — Chez l'auteur, 36, rue de Reuilly, et à la librairie de Goin, à Paris.

DE LA MORTALITÉ DES NOURRISSONS EN FRANCE. Ouvrage couronné par l'Institut de France et par l'Académie des sciences de Bordeaux. — 1 vol. in-8°, prix : 5 fr. — Paris, chez J. B. Baillière, par M. le docteur *Brochard*, Chevalier de la Légion d'honneur, ancien Médecin de la direction des Nourrices de la ville de Paris, Directeur de l'Établissement hydrothérapique de Serin, à Lyon, etc., etc.

DE L'ALLAITEMENT MATERNEL étudié aux points de vue de la mère, de l'enfant et de la société. Ouvrage couronné par la Société protectrice de l'enfance. — 1 vol. in-12, prix : 2 fr. — Paris, J. B. Baillère. — Par le même docteur.

LES NOURRISSONS, LES ENFANTS TROUVÉS ET LES ANIMAUX. Brochure in-12. — Lyon, chez Josserand, place Bellecour, 3. — Par le même docteur.

DE L'INDUSTRIE DES NOURRICES DANS LA VILLE DE BORDEAUX. In-12. — Bordeaux, Féret, éditeur, cours de l'Intendance. — Par le même docteur.

ALLAITEMENT MATERNEL

DE LA MORTALITÉ DES NOUVEAU-NÉS
ET DU
SIROP DE GALÉGA

EXTRAIT DU RAPPORT FAIT A LA SOCIÉTÉ DES CRÈCHES SUR LES PROPRIÉTÉS LACTIGÈNES DU GALÉGA.

Par M. le docteur Eugène MOYNIER.

Ancien chef de Clinique de la Faculté à l'Hôtel-Dieu,
Médecin-accoucheur,
Chevalier de la Légion d'honneur,
Membre du Conseil d'Administration des Crèches, à Paris.

La question de la mortalité des enfants s'impose comme un des plus importants éléments du problème social. L'Académie de médecine a discuté cette question. Elle a reconnu des chiffres effrayants (80,000 enfants meurent chaque année et ce nombre s'augmentera encore). Elle a recherché les causes du mal et étudié les moyens de remédier à ce fléau terrible qui affaiblit la France en la dépeuplant.

Chacun doit apporter son concours et ses soins à la solution du problème qui touche la nation entière, mais qui rentre plus spécialement dans le programme des études de la Société des Crèches. Cette Société ne s'occupe pas seulement du soin de recueillir les enfants pendant que leurs mères travaillent; elle s'occupe aussi de tout ce qui intéresse leur santé physique, intellectuelle et morale, se résumant dans le mot *hygiène*.

Au nombre des causes de la mortalité des nouveau-nés, en outre de l'ignorance et de l'indifférence d'un grand nombre de mères, déplorables faits que l'on doit combattre par l'éducation et le développement du sentiment moral et maternel trop souvent éteint, se trouve la question plus spécialement médicale de l'alimentation du jeune âge : — 1° Allaitement par la mère ; — 2° allaitement par la nourrice mercenaire ; — 3° nourriture par le biberon ; — 4° alimentation artificielle prématurée.

Nous ne voulons pas discuter en ce moment les avantages ni les inconvénients de chacun de ces modes d'alimentation. Supposons le problème résolu en faveur de l'allaitement maternel ; nous devons, dès lors, faire tous nos efforts pour rendre ce mode d'alimentation possible, moins épuisant pour la mère, plus profitable pour l'enfant.

La Société des Crèches qui encourage, dans la mesure de ses forces, l'allaitement par la mère et ne favorise pas, quoi qu'on en ait dit, l'allaitement artificiel par le biberon, la Société des Crèches doit donc, pour rester fidèle à ses principes, à son but, chercher tous les moyens d'aider à l'allaitement maternel. Aussi, quand M. Gillet-Damitte est venu faire connaître à M. Marbeau, notre président, qu'il avait découvert qu'une plante nommée Galéga jouissait des propriétés de rendre le lait aux femmes et de diminuer les fatigues de la lactation, M. Marbeau s'est empressé de répondre à cet appel et il m'a délégué, le 28 décembre 1869, pour assister à une réunion qui s'est tenue en présence de M. l'abbé Denys, curé de Saint-Éloi, et d'autres personnes, afin de connaître le résultat des essais qu'avait faits, sur les propriétés lactigènes du sirop de Galéga, M. le docteur baron de Langenhagen.

M. Chevrier composa (sur les indications de M. Gillet-Damitte) un sirop avec l'extrait du Galéga. Ce produit pharmaceutique fut aussitôt essayé. M. Gillet-Damitte en obtint de nombreux succès. Il en fit part à M. de Langenhagen qui nous informa des faits qu'il avait vérifiés. Il a rapporté une série d'attestations favorables de l'emploi du Galéga, par le docteur Deu au Mas-d'Agenais (Lot-et-Garonne), 30 sept. 1869;

Par le docteur Dèche, médecin à Calonges (Lot-et-Garonne), 1er oct. 1869;

Par M. Vigneau, propriétaire à Calonges (Lot-et-Garonne), 1er oct. 1869 ;

Par Mme Duberna, sage-femme au Mas-d'Agenais (Lot-et-Garonne) ;

Par Mme Ploix, sage-femme à Vertus (Marne). Elle a donné du sirop de Galéga à six nourrices. Résultats *satisfaisants*, *prodigieux* même.

La baronne O. de W., à Pau, 11 nov. 1869, prend quatre petites cuillerées de sirop de Galéga et, 24 heures après, éprouve des effets favorables.

La femme Moulier, Grande-Rue, 76, à Sèvres, obtient le même résultat, 3 sept. 1869.

La femme Morillon, rue Belache, 24, à Sèvres, obtient de bons effets.

Mme Thollet, sage-femme, à Montrottier, par Saint-Laurent de Chamousset (Rhône), 17 nov. 1869, obtient de bons effets, chez une nourrice.

La femme Pérodin, 119, rue de Reuilly, Mme Charles Chopin, 95, rue de Charonne, et Mme Dercume, rue d'Allemagne, se louent également du sirop de Galéga.

M. Legras, médecin à la Ferté-Vilneuil (Eure-et-Loir), rapporte qu'une femme accouchée, six mois auparavant, épuisée par l'allaitement, a vu, après cinq jours de l'emploi du sirop de Galéga, ses douleurs d'estomac cesser et son lait reparaître.

Le docteur Deu, médecin au Mas-d'Agenais (déjà cité), a vu chez plusieurs nourrices le lait augmenter sous l'influence du sirop de Galéga

Le docteur de Langenhagen rapporte : 1° le fait d'une jeune femme, rue de la Tour-d'Auvergne, 12, accouchée une première fois, il y a six ans. Elle nourrit elle-même son enfant, mais au bout de six mois, exténuée malgré tous les moyens alors et encore en usage : bière, lentilles, maïs, elle est obligée de renoncer. Accouchée de nouveau il y a deux mois, elle veut encore nourrir ; elle est privée de lait; pendant cinq ou six jours, le docteur de Langenhagen fait prendre quatre cuillerées de sirop de Galéga par jour ; du jour au lendemain le lait parut.

2° Mme A., rue Pastourelle, 3, accouchée pour la cinquième fois il y a sept mois. Elle allaite son enfant qui tombe malade ; elle éprouve par le chagrin et la fatigue une faiblesse générale et une diminution dans la quantité de son lait qui devient plus séreux; l'usage du sirop de Galéga fait aussitôt augmenter la quantité du lait qui devient plus épais.

3° Mme R., rue des Blancs-Manteaux, 33, a un enfant de dix mois; elle avait eu toujours beaucoup de lait; mais depuis deux mois, sous l'influence des règles, le lait perdit de ses qualités; l'enfant dépérissait. L'usage du sirop de Galéga, en vingt-quatre heures, modifia le lait qui reprit ses qualités nutritives.

— M. Dêche, médecin à Calonges (Lot-et-Garonne), a expérimenté sur un bon nombre de nourrices le sirop de Galéga. Il en a obtenu toutes les fois un succès parfait.

— Le docteur Crimotel (1) cite les faits suivants :

Mme S., rue Mouffetard, 24, allaitant son sixième enfant âgé de six semaines; Mme B., rue Neuve-Saint-Médard, allaitant son troisième enfant âgé de trois mois. Ces deux dames éprouvaient des crampes d'estomac et se plaignaient d'avoir peu de lait. Il leur fit prendre chaque jour quatre cuillerées de sirop de Galéga : au bout de peu de jours, elles ont dit que ce sirop avait fait cesser les maux d'estomac, que leur lait avait été plus abondant dès le deuxième jour; que leurs enfants étaient plus calmes.

— Le docteur Villette, à Gonteau (Lot-et-Garonne), janvier 1870, a, depuis quarante ans qu'il se livre à la pratique des accouchements, été souvent consulté par des nourrices dont le lait pèche par son peu de quantité et sa mauvaise qualité. Il atteste qu'aucune médication prétendue lactigène ne lui a donné des résultats aussi satisfaisants que ceux obtenus par l'emploi du sirop de Galéga.

A la suite de l'exposé des faits ci-dessus, empruntés au rapport du docteur baron de Langenhagen, M. le docteur Eug. Moynier continue en disant : Les faits produits dans ce rapport et les conclusions si favorables que nous ont confirmées quelques femmes que nous a présentées M. Gillet-Damitte, nous ont vivement frappé, et, après avoir communiqué nos impressions à M. Marbeau, nous avons expérimenté le sirop de Galéga, et voici le résultat.

1er *fait*. — Mme Savary, trente-sept ans, cité Germain-Pilon, 3. Elle a eu quatre enfants. Elle a nourri les deux derniers; elle a toujours, en nourrissant le troisième qui est chétif, ressenti des maux d'estomac. Elle avait très-peu de lait. Le quatrième enfant qu'elle allaite actuellement, âgé de six mois, ne prend pas d'autre nourriture que le lait de sa mère. Elle prend du sirop de Galéga de-

(1) Médecin de l'Assistance publique, inventeur du *Bioscope*, chevalier de la Légion d'honneur, rue des Feuillantines, 90, à Paris.

puis quatre mois. L'enfant est beau et la mère moins fatiguée qu'à sa précédente nourriture; elle ne donne à teter que quatre fois en vingt-quatre heures.

2ᵉ *fait.*— Mᵐᵉ Vilemsé, repasseuse, cité Germain-Pilon, 8. Elle a eu quatre enfants qu'elle a tous nourris. A chaque allaitement elle est souffrante. Depuis quatre mois, elle est pâle, souffre de la poitrine; elle prend du sirop de Galéga depuis trois mois. Les pertes blanches ont diminué.

3ᵉ *fait.*—Mᵐᵉ Verneuil, vingt-neuf ans, giletière, a eu six enfants qu'elle a tous nourris. Le sixième, fille, a été allaité onze mois. Pendant ces allaitements, cette femme a toujours été fatiguée ; elle a des faiblesses, des syncopes, des douleurs dans le dos, dans l'estomac. Tout a cessé sous l'influence du sirop de Galéga. Ce sixième enfant a moins besoin d'aliments auxiliaires du lait.

4ᵉ *fait.* — Mᵐᵉ Trévis, vingt-huit ans, crémière, rue du Poirier, a eu quatre enfants qu'elle a nourris. Le dernier est mort d'accidents cérébraux, le 31 mai 1870, âgé de quatre mois. Comme dans l'un des derniers allaitements elle avait éprouvé, pendant les derniers mois, des douleurs dans le dos et des crampes d'estomac que l'usage de vin de quinquina ne faisait pas disparaître, on administra avec succès le sirop de Galéga pendant les quatre mois de l'existence du quatrième et dernier enfant.

5ᵉ *fait.* — Mᵐᵉ Hamon, vingt-huit ans, ménagère, rue Burq, 7, a un enfant de deux mois et demi, le septième qu'elle nourrit. Elle prend du sirop de Galéga, et le lait qui avait diminué revient avec abondance.

6ᵉ *fait.* —Mᵐᵉ Mollet, vingt-huit ans, couturière, rue Girandon, a trois enfants. La nutrition du deuxième et du troisième, âgé de neuf mois, lui fit éprouver de grands maux de tête et d'estomac, et pour surcroît de misère, en allaitant le dernier, elle n'avait pas de lait. L'enfant venait mal. On lui fit prendre du sirop de Galéga. Au bout de quelques jours, les douleurs diminuèrent et le lait augmenta.

La sœur Hermenilde, directrice de la crèche Saint-Louis d'Antin, a remarqué que, lorsque les mères-nourrices prennent du sirop de Galéga, les enfants sont plus calmes.

7ᵉ *fait.* — Mᵐᵉ Meyer, passage Tivoli, 22, a eu dix enfants ; elle les a tous nourris. Le dernier a un an ; la mère souffrait du dos, de l'estomac ; le lait était peu abondant. L'enfant criait pendant la nuit. Dès le troisième jour de l'administration du Galéga, c'est-à dire après quatre cuillerées de sirop, le lait augmenta; l'enfant dormit mieux.

8e *fait.* — Mme Langlois, boulevard des Batignolles, 52, a éprouvé les mêmes phénomènes. Elle allaite un enfant de huit mois, très-fort, très-vorace. Dès la cinquième cuillerée de sirop de Galéga, les douleurs d'estomac ont cessé.

Nous avons eu, depuis que nous étudions le Galéga, l'attestation de Mlle Eugénie Gérard, directrice de la crèche Sainte-Geneviève, à Paris, qui a administré le sirop de Galéga à trois femmes : 1° Mme Bompois, vingt-deux ans, boulevard Port-Royal, 25, allaitant son premier enfant, souffrait des maux d'estomac; elle était prête à sevrer. Sous l'influence du sirop de Galéga, elle vit reparaître le lait et cesser les douleurs ; 2° Mme Prévost, vingt-huit ans, nourrit son troisième enfant et a éprouvé les mêmes phénomènes; 3° Mme Grand, vingt-huit ans, rue Mouffetard, 108, nourrit son deuxième enfant âgé de deux mois. Elle n'avait pas de lait, éprouvait la céphalagie ; l'enfant dépérissait, la santé de la mère s'altérait. Elle prend quatre cuillerées de sirop de Galéga. Dès le second jour, les douleurs de tête disparaissent, le lait augmente.

Voici donc un grand nombre de faits, tous identiques, trente-huit faits, en outre d'un certain nombre d'attestations de médecins ou de sages-femmes.

Moi-même, j'ai observé chez dix nourrices les mêmes faits, c'est-à-dire :

1° Une augmentation dans la sécrétion du lait;

2° Une amélioration dans la santé de la mère dont les douleurs de dos, d'estomac, en un mot la dyspepsie des nourrices, disparaissent;

3° Une nécessité moins grande de suppléer à la lactation maternelle par une nourriture artificielle ;

4° Chez l'enfant, un sommeil plus profond, plus prolongé, plus de vivacité; la réapparition des forces et de l'embonpoint.

Nous avons, en outre, pu observer un fait remarquable :

Chez plusieurs femmes, des flueurs blanches ont diminué et même disparu. Peut-être est-ce là le fait de la diminution ou de la guérison de la dyspepsie et de la chlorose.

— Une action plus remarquable encore a été observée ; les règles revenues chez des nourrices ont cessé de reparaître sous l'influence du Galéga.

Nous pouvons donc conclure :

1° Que le Galéga augmente la quantité du lait chez les nourrices ;

2° Qu'il n'a aucune action nuisible sur les nourrices ;

3° Qu'il améliore les qualités du lait ;

4° Que cette action utile est peut-être spécifique et que le Galéga agit directement sur la glande mammaire ;

5° Il est rapidement absorbé et son action efficace est très-prompte ;

6° L'action utile produite est durable et continue.

Paris, 27 mars 1871.

Signé Dr Eugène MOYNIER.
rue Caumartin, 19.

EXTRAIT DU RAPPORT DE M. LE DOCTEUR EUG. MASSON (d'Ardres),

Médecin des Crèches de la Seine,
Touchant les observations recueillies sur les effets galactigènes du sirop de Galéga.

A M. Gillet-Damitte, officier de l'instruction publique.

Paris, le 8 juin 1870.

Monsieur, — Sur l'invitation qui nous a été faite par M. Marbeau, l'honorable fondateur des Crèches, nous nous sommes livrés dans la Crèche établie à Paris, rue Blanche, 54, à une série d'expériences pour reconnaître si le Galéga et le sirop que vous en faites préparer possèdent réellement les vertus galactiques que vous lui attribuez, et si, dans l'intérêt de la science et de l'humanité, il y a lieu de vulgariser l'usage de cette plante.

Vous avez fort heureusement choisi, monsieur, les Crèches, comme un endroit propice à ce genre d'études. Elles seules peuvent offrir un groupe assez nombreux de femmes qui, dans l'accomplissement des devoirs de la maternité, ont à lutter contre des exigences réelles et parfois de grandes privations.

Il est donc bien convenu, pour éviter de nombreuses

et inutiles répétitions, que les femmes que nous avons soumises à notre observation appartiennent à la classe ouvrière. Elles mènent une existence, sinon complétement pénible, du moins extrêmement laborieuse. Leur régime est sobre et leur ordinaire peu varié évite, en quelque sorte, ce qui peut exciter l'appétit.

Nous avons eu soin, pendant qu'elles étaient soumises à notre expérimentation, qu'elles ne changent rien à leurs habitudes et qu'elles ne soient sous l'influence d'aucune autre médication.

Il nous a fallu près de quatre mois pour réunir les observations ci-jointes; car nous avons choisi des mères-nourrices dans les conditions d'appauvrissement général de la santé, qui venaient se plaindre à nous du peu de ressources que présentait leur organisation.

Chacune des mères que nous allons citer est toute disposée à corroborer publiquement notre témoignage par une déposition solennelle.

Voici donc maintenant le résumé de nos observations.

Ces observations, au nombre de quatorze, portent le nom, l'âge, l'adresse des mères-nourrices.

Sept de ces observations ayant été faites à la crèche Saint-Louis-d'Antin sont identiques pour les résultats favorables à plusieurs des faits relatés dans le travail de M. le docteur Eug. Moynier, collègue de M. E. Masson d'Ardres. C'est pourquoi, afin d'éviter des redites, nous renvoyons nos lecteurs aux faits 1, 2, 3, 4, 5, 6 et 7 qui sont consignés pages 6, 7 et 8.

Les sept autres faits rapportés par M. le docteur E. Masson d'Ardres témoignent des effets avantageux produits par le sirop en faveur de nourrices prises dans sa clientèle privée. Nous devons pourtant citer les deux observations suivantes :

Mme Leysieur, rue de Provence, 81, nourrit son cinquième enfant. Cette femme n'allaitait que d'un côté, et était d'une faiblesse extrême. Depuis qu'elle prend du sirop de Galéga, ses forces augmentent, et chose remarquable, la sécretion du lait s'est établie maintenant dans les deux seins.

— Mme Roussel, 31, boulevard Haussmann, âgée de 24 ans, primipare, est accouchée le 14 novembre d'une petite fille bien constituée. Cédant aux suggestions non désintéressées d'une sage-femme, elle s'est décidée à mettre son enfant en nourrice chez une femme habitant Plaisance. Elle suit un traitement pour faire passer son lait et tout semble marcher pour le mieux. Un mois après son accouchement, je reçois sa visite. L'enfant est très-mal soignée; elle dépérit, elle semble près d'expirer. Quant à la pauvre mère, depuis quinze jours, elle n'a plus senti ses seins se gonfler : d'ailleurs, la sage-femme lui avait affirmé qu'elle n'aurait pas de lait.

Que faire? — A tout hasard, je prescris le sirop de Galéga à la dose de quatre cuillerées à soupe par jour. En même temps, on habituera le bout des seins à la succion. Trois flacons de sirop sont absorbés dans tout le traitement. Dès le 19 décembre Mme Roussel est allée reprendre son enfant, qu'elle allaite elle-même depuis et qui, maintenant, est magnifique; à six mois, elle avait deux dents.

Dans nos précédentes observations, nous avions constaté la secrétion du lait s'établisssant sous l'influence du Galéga dans un sein resté jusqu'alors stérile.

Voici maintenant le Galéga rappelant chez une primipare, une sécrétion que l'on a tout fait pour prévenir et faire disparaître.

Toutes ces femmes ont affirmé, dit l'honorable docteur, qu'elles avaient éprouvé les bienfaits du sirop de Galéga dès le deuxième jour, le troisième jour au plus tard.

Parallèlement à ces observations, nous avons expérimenté le sirop de Galéga sur des sujets débilités des deux sexes et nous lui avons reconnu une vertu merveilleusement analeptique (restaurative). Mais ces autres expériences qui nous donnaient la clef de l'énigme ne sont point du ressort de ce travail.

Ajoutons enfin qu'en aucune tentative, les effets du Galéga ne se sont jamais démentis : autant d'essais, autant de réussites.

Sommes-nous donc à la veille de posséder un nouveau spécifique? C'est une question à laquelle l'expérience générale de chacun de nos confrères, sans omettre les sceptiques, pourra seule répondre.

Pour nous, qui avons sérieusement observé la chose,

il nous est démontré que le Galéga est une plante puissamment analeptique et particulièrement galactigène; il nous est également démontré que le sirop que vous préparez avec cette plante constitue la forme la plus agréable et la mieux acceptée pour son administration.

Signé Dr E. MASSON.
rue Joubert, 28.

EXTRAIT D'UN RAPPORT SUR LA PROPRIÉTÉ LACTIGÈNE DU SIROP DE GALÉGA.

Par M. LEPAGE, père.

Médecin divisionnaire de l'hôpital d'Orléans,
Membre de la section de médecine
de l'Académie des Sciences, belles-lettres et arts de cette ville,
Chevalier de la Légion d'honneur.

Orléans, 22 juin 1871.

En présence des déclarations positives des éminents docteurs de Lagenhagen, Masson (d'Ardres), Crimotel, Deschamps, Moynier (de Paris), des attestations de MM. Deu, Villette, médecins au Mas d'Agenais et à Gontaut (dans le Lot-et-Garonne); et si l'on tient compte aussi, comme il nous paraît convenable de le faire, de tout ce que peut savoir et affirmer à ce sujet le vénérable M. Marbeau, fondateur des Crèches de Paris, comme aussi les femmes pieuses et dévouées qui les dirigent, ne serait-ce pas, en vérité, vouloir nier l'évidence que de se refuser à croire à la propriété lactigène du Galéga?

Pour moi, ma conviction est donc complète et solidement établie à ce sujet.

Le nom seul du Galéga, qui veut dire en grec *lait de chèvre*, indique assez que cette plante était connue des anciens et qu'ils avaient remarqué ses propriétés. Félicitons donc d'abord l'honorable M. Gillet-Damitte de l'avoir tirée du profond oubli dans lequel elle était tombée, et remercions-le d'avoir su, par sa courageuse persévérance dans ses recherches, doter la médecine d'un nouveau spécifique, l'humanité d'un remède efficace contre l'effrayante mortalité des nouveau-nés.

Signé Dr LEPAGE père.

Suit le compte rendu des expérimentations faites à Orléans, et des observations transmises du dehors, avec les pièces justificatives formant le dossier du sirop de Galéga.

Ce compte rendu détaillé se compose de deux chapitres : 1° des expériences faites à Orléans et consciencieusement surveillées dans la clientèle de l'honorable médecin de l'hôpital d'Orléans, dans celle du docteur Albin Lepage, son fils, et dans celle de quelques-uns de leurs confrères; 2° de nombreuses observations transmises du dehors et dans lesquelles, dit l'honorable rapporteur, il doit avoir confiance comme dans les siennes, observations sérieuses et dignes de foi.

1° Expériences faites à Orléans. Elles sont détaillées au nombre de 21, accusant 14 succès absolus, 4 insuccès et 3 cas douteux.

Le fait n° 10 de cette légende est ainsi formulé :

« Mme de X..., 24 ans, assez forte et bien constituée, mais n'ayant pas assez de lait pour satisfaire l'enfant qu'elle nourrit. On a essayé tout de suite le sirop de Galéga et les effets en ont été si prompts et ont semblé si merveilleux que c'est un succès d'enthousiasme dans cette famille (l'une des plus riches et des plus honorables de la ville). Elle s'est empressée de se procurer une caisse entière de ce sirop, probablement pour faire participer à ses avantages son entourage de la ville et de la campagne. »

Le fait n° 11 se rapporte à une autre dame qui, comme la précédente, appartient à une famille aristocratique, et qui, de même, nourrit elle-même son enfant, donnant ainsi le saint exemple du pieux accomplissement de l'allaitement maternel. Cette dame s'est si heureusement trouvée de l'emploi du sirop de Galéga, sous tous les rapports, qu'elle en conseille l'usage à toutes les jeunes dames de sa connaissance qui sont dans le même cas.

2° Observations venues du dehors.

« Quant à ces observations, poursuit l'honorable docteur Lepage, elles doivent entrer en ligne de compte avec celles qui nous sont propres, et peser ainsi de tout leur poids dans la balance, pour l'appréciation définitive des vertus lactigènes du sirop de Galéga. Nous n'hésitons donc pas à additionner avec les nôtres les chiffres de leurs succès, comme de leurs insuccès, bien convaincu que les uns, comme les autres, ils ne sont que l'expression de la vérité que nous cherchons tous. »

Ces observations du dehors sont au nombre de 60 qui établissent 60 succès complets, ensemble 81 expériences qui sont ainsi distribuées : 74 succès, 4 insuccès, 3 cas douteux. C'est dans le rapport de 91 succès pour 100.

Parmi les observations venues du dehors, M. Lepage cite 10 expériences de Mme E. Ploix, sage-femme, à Vertus (Marne), lesquelles ont fourni dix résultats les plus prompts et les plus satisfaisants. Il félicite Mme Ploix de son zèle et la remercie de son intéressante communication.

« Il est rare, ajoute le docteur Lepage en terminant, que l'effet du sirop de Galéga ne se fasse pas sentir dès la fin du premier flacon ou le commencement du second. On sait que la dose est de quatre grandes cuillerées par jour, en mettant quatre ou cinq heures d'intervalle entre chacune. Il ne m'est arrivé qu'une fois d'en faire prendre quatre flacons pour parvenir à un résultat favorable et permanent. » *Signé* Dr LEPAGE père.

EXTRAIT D'UN RAPPORT DE M. LE DOCTEUR DEVINEAU.

Ex-médecin militaire,
Officier de la Légion d'honneur.

Je m'empresse de vous adresser ci-après, dans l'intérêt de l'utile propagation du sirop de Galéga les faits qu'il m'a été donné de recueillir.

1° Mme Faucher, 24 ans, mère d'un enfant de 11 mois, 7, rue Rondelet.

2° Mme Léon-Mélet, 24 ans, mère d'un enfant de 10 mois, 30, rue Erard.

3° Mme Bars, 28 ans, mère d'un enfant de 9 mois, 30, rue Erard.

4° Mme Duclos, 34 ans, nourrit son septième enfant de 10 mois, 17, rue Erard.

5° Mme Damville, 24 ans, rue du Rendez-vous, 32, mère de deux petites filles dont l'une, âgée de 3 ans, est robuste et d'une santé parfaite et la seconde, de 4 mois, médiocrement développée, est constamment inquiète et agitée.

Toutes ces mères de famille ont été généralement atteintes de maux d'estomac plus ou moins pénibles, d'insomnies prononcées chez elles et chez leurs enfants, troubles qui, du reste, ont complétement disparu aujourd'hui chez les unes et les autres, ce qu'il m'est donné d'attribuer au sirop de Galéga, qui, non-seulement a produit ces heureux effets, mais a encore développé et amélioré la constitution des enfants très-sensiblement.

Je ferai observer en outre que les enfants des mères n°s 2, 3 et 4, soumis à une nourriture artificielle, l'ont refusée dès l'instant où ils ont trouvé suffisante et agréable celle du sein de leurs mères, si merveilleusement obtenue.

Signé DEVINEAU.

Paris, 16 août 1871.

BUREAU DES NOURRICES DE LYON.

M. le docteur Dulin, médecin du bureau des nourrices de Lyon, ayant, sur la demande du docteur Brochard, expérimenté le sirop de Galéga, a écrit à ce praticien distingué, que les résultats obtenus par lui étaient bons et satisfaisants. Chez la plupart des nourrices qui ont fait nsage de ce sirop, la sécrétion lactée a été notablement augmentée.

(Extrait d'une lettre adressée à M. GILLET-DAMITTE, en date du 30 octobre 1871.)

CONCLUSIONS RÉSUMÉES.

Par les honorables docteurs-médecins praticiens cités, il est démontré que le *Sirop alimentaire de Galéga* a une vertu particulièrement lactigène et restaurative ; — Que,

Il accroit la quantité du lait des nourrices ;

Il en améliore la qualité ;

Il guérit les maux d'estomac, de reins et de tête, causés aux nourrices par les fatigues de l'allaitement ;

Il fait cesser d'autres désordres qui peuvent les affecter ;

Il calme l'agitation des nourrissons et leur donne de l'embonpoint et du sommeil ;

En deux mots, il agit favorablement sur la nourrice et sur le nourrisson.

L'action du sirop, en général, est prompte et continue.

MODE D'EMPLOI.

Prendre par jour quatre cuillerées à potage : deux cuillerées le matin au réveil, une cuillerée avant midi, et une le soir en se couchant.

CHOCOLAT DES NOURRICES AU SUC DE GALÉGA.

Pour compléter les bienfaits du *Sirop lactigène au galéga*, nous avons obtenu le concours de la Société française des Chocolats. Cette Société renommée fabrique un chocolat lactigène au suc de galéga. Déjà restauratif de sa nature, ce chocolat par l'addition du suc de galéga devient un excellent aliment pour les nourrices auxquelles il augmente et améliore le lait. Après en avoir fait leur déjeuner, elles en peuvent manger avec avantage pour elles et pour leur nourrisson une petite tablette à la promenade ou pendant la nuit. Alors les douleurs d'estomac disparaissent et l'enfant dort d'un sommeil ininterrompu.

Au siége de la COMPAGNIE FRANÇAISE DES CHOCOLATS ET DES THÉS, 18, *boulevard Sébastopol, à Paris.*

Chez GOUBEAUX, herboriste de 1re classe, rue de Charenton, 52.

ET

AU DÉPOT GÉNÉRAL DU SIROP DE GALÉGA, A PARIS

PHARMACIE CHEVRIER

21, RUE DU FAUBOURG-MONTMARTRE, 21

Se trouve à ORLÉANS, chez M. GAUCHERON, pharmacien, rue Jeanne-d'Arc, 25; et chez M. GUENETTE, pharmacien, rue Bannier.

A ROCHEFORT-SUR-MER, chez M. JASPE, place Colbert, 1.

A PARIS, chez M. CAHEN, pharmacien, rue de Reuilly, et chez M. CÉRISOLI, pharmacien, rue de Bagnolet, 100, à Charonne.

A MARSEILLE, Mme D'ELHOM, 13, rue de Noailles.

A BRUXELLES, à la Pharmacie anglaise de Delacre, agence exclusive pour la Belgique.

Et chez tous les pharmaciens de France.

2075. Paris — Imprimerie Arnous de Rivière et Ce, rue Racine, 26.

www.ingramcontent.com/pod-product-compliance
Lightning Source LLC
LaVergne TN
LVHW010215230826
846091LV00008BB/3529

* 9 7 8 2 0 1 9 6 6 0 5 9 8 *